图说静脉血栓

主　审　　余　波　符伟国
主　编　　李海燕　陆清声
副主编　　虞　奋　成　咏　张　婷　朱俊蓉
编　者　（以姓氏笔画为序）

王金萍　海军军医大学第一附属医院
韦欣佳　海军军医大学第一附属医院
牛婷婷　海军军医大学第一附属医院
成　咏　上海交通大学医学院附属第九人民医院
朱俊蓉　海军军医大学第一附属医院
李　蓉　海军军医大学第一附属医院
李松华　海军军医大学第一附属医院
李海燕　海军军医大学第一附属医院
张　雯　复旦大学附属中山医院
张　婷　上海交通大学医学院附属仁济医院
陆　勇　上海交通大学医学院附属瑞金医院
陆清声　海军军医大学第一附属医院
周　静　海军军医大学第一附属医院
黄晓燕　上海交通大学医学院附属瑞金医院卢湾分院
植艳茹　海军军医大学第一附属医院
傅　彦　上海交通大学医学院附属第九人民医院
虞　奋　复旦大学附属中山医院
秘　书　韦欣佳　海军军医大学第一附属医院

人民卫生出版社
·北京·

U0245721

图书在版编目（CIP）数据

图说静脉血栓 / 李海燕，陆清声主编. — 北京：人民卫生出版社，2024.4
ISBN 978-7-117-36246-7

Ⅰ.①图… Ⅱ.①李… ②陆… Ⅲ.①静脉疾病—血栓栓塞—防治—图解 Ⅳ.①R543.6-64

中国国家版本馆 CIP 数据核字（2024）第 085304 号

人卫智网 www.ipmph.com	医学教育、学术、考试、健康，购书智慧智能综合服务平台	
人卫官网 www.pmph.com	人卫官方资讯发布平台	

图说静脉血栓
Tushuo Jingmai Xueshuan

主　　编：李海燕　陆清声
出版发行：人民卫生出版社（中继线 010-59780011）
地　　址：北京市朝阳区潘家园南里 19 号
邮　　编：100021
E - mail：pmph @ pmph.com
购书热线：010-59787592　010-59787584　010-65264830
印　　刷：天津市光明印务有限公司
经　　销：新华书店
开　　本：889×1194　1/32　印张：4
字　　数：80 千字
版　　次：2024 年 4 月第 1 版
印　　次：2024 年 6 月第 1 次印刷
标准书号：ISBN 978-7-117-36246-7
定　　价：49.80 元

打击盗版举报电话：010-59787491　E-mail：WQ @ pmph.com
质量问题联系电话：010-59787234　E-mail：zhiliang @ pmph.com
数字融合服务电话：4001118166　E-mail：zengzhi @ pmph.com

序

血管疾病被称为危害人类健康的"沉默杀手"。20世纪60年代以来，随着血管外科诊断和手术技术的进步以及重症监护医学的不断开展，各种各样大血管疾病、周围血管疾病的治疗进入了一个新阶段。虽然医学专家们不断探索血管疾病微创诊治的创新做法，但毋庸置疑，血管疾病预防重于治疗！

静脉血栓形成是一种常见的静脉疾病，不仅严重影响患者的健康，还会导致危及生命的并发症。静脉血栓形成不仅可以治疗，而且可以有效预防。近年来，各大医疗机构越来越重视静脉血栓的防治，从建立联盟、推广指南、质量督查到考核评比，其目的不仅在于让静脉血栓患者能得到及时、有效的治疗，更重要的是减少静脉血栓的发生。

作为医护人员，如何发挥自己的专业特长，为老百姓防治静脉血栓做一些小小的贡献呢？值得欣慰的是，海军军医大学第一附属医院血管外科护理团队团结上海几家三甲医院血管外科护士长和骨干们共同编写了科普图书——《图说静脉血栓》。本书一改传统科普图书编写模式，用近200幅插图生动形象地展现了静脉血栓相关知识，这种"图说"的形式，可以让读者更容易理解静脉血栓的防治知识，增强趣味性，并且更容易记忆；也可以进一步让读者了解静脉血栓，从而能更好地预防静脉血栓，即使已经患有静脉血栓，也能更好地配合治疗，预防疾病复发。

这本科普图书不仅适合对医学知识不了解的非医学人士，也适合不从事静脉血栓防治工作的医学人士。希望本书的出版能为静脉血栓的全民预防和规范治疗作出积极贡献！当然，也非常期待继本书之后，有针对老百姓关心的其他健康话题的科普图书陆续出版，进一步提高大众的健康素养，促进全民健康！

余 波　符伟国

2024 年 4 月 6 日

前　言

　　静脉血栓栓塞症是一种由于静脉内血栓形成而引起静脉血液回流障碍及一系列相关病理生理改变的潜在致死性疾病，是外科术后常见并发症和医院内非预期死亡的重要原因，也是恶性肿瘤患者的第二大死亡原因。近几年，海军军医大学第一附属医院（上海长海医院）血管外科护理团队聚焦静脉血栓的预防和护理，在规范临床一线护理人员预防血栓行为的同时，加强科普宣教，不断提高住院患者和健康人群对血栓预防的重视程度，维护他们的健康。这本《图说静脉血栓》是在教会大众认识血栓、重视血栓、预防血栓的过程中产生的科普作品。

　　本书是上海长海医院血管外科护理团队联合复旦大学附属中山医院、上海交通大学医学院附属第九人民医院、上海交通大学医学院附属仁济医院血管外科护理团队，发挥学科优势，团结护理骨干共同完成的。同时，本书得到了上海市医学会血管外科分会主任委员、上海市浦东医院余波教授和上海市医师协会血管外科医师分会主任委员、复旦大学附属中山医院符伟国教授的专业指导。为了使本书更符合大众的阅读需求，团队先后多次对静脉血栓高危患者进行访谈，从他们的实际需求出发着手开展编写工作，同时配以大量生动的插图帮助读者理解并加深印象，经过反复推敲和修改，最终为读者呈现了一本生动形象、通俗易懂的科普图书。

希望本书可以让读者深刻认识到静脉血栓的危害以及预防血栓的重要性、必要性，帮助读者掌握预防血栓的方法和发生血栓后配合医护人员诊治等相关知识，提高静脉血栓风险患者防治血栓的积极性。

当然，本书可能还存在一些不足之处，希望读者不吝赐教，我们会及时改进。

李海燕　陆清声

2024 年 4 月 6 日

目 录

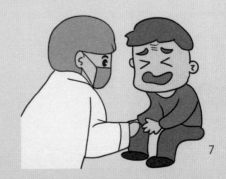

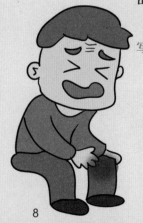

第一回

静脉血栓的前世今生

人体的血管和家里的水管一样，最好一直是畅通无阻的。水管堵了可以维修，血管堵了应该怎么办？张大爷最近就因为血管"堵了"住进了医院，听说还要做手术，张大爷的邻居们都很担心，都在问："张大爷的血管到底出现了什么问题？"

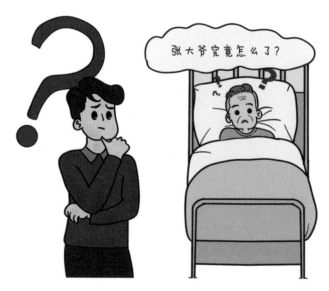

张大爷究竟怎么了

原来，张大爷是个麻将迷，经常约朋友打麻将。前两天，他和朋友又打了整整一天麻将。第二天起床后，张大爷感觉左腿有些不舒服，胀胀的，还有些痛。低头一看，张大爷发现自己的左小腿比右小腿粗了一圈，走几步路后腿胀得更明显了。

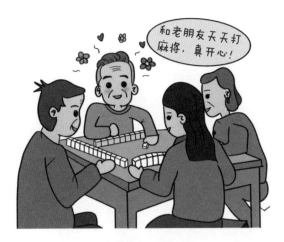

张大爷是个麻将迷

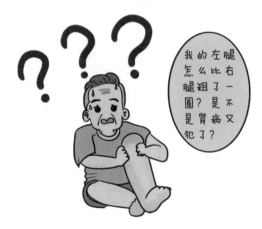

张大爷左腿肿了起来

　　张大爷前年因为两条腿有些肿去医院检查过，医生说腿肿是肾脏功能不佳引起的，所以这次他想都没想直接去医院看了肾内科，可肾内科的医生检查后却建议张大爷赶紧去血管外科就诊。

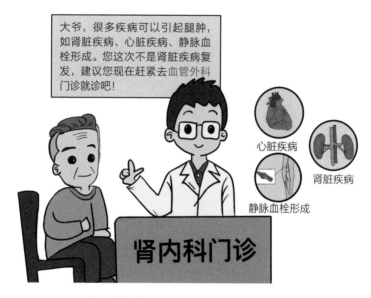

肾内科医生建议张大爷去血管外科就诊

张大爷到底得了什么病，为什么肾内科医生建议他去血管外科就诊呢？

其实腿肿并不是肾脏疾病的专属表现，很多疾病可以引起腿肿，如心脏出了问题、腿部静脉出现血栓等。经过血管外科医生的仔细检查，张大爷腿肿的原因是腿部静脉内形成了血栓。医生告诉张大爷，这个毛病的专业名称是"深静脉血栓形成"。医生为张大爷开了住院证，建议他马上住院，尽早接受规范治疗。那么，静脉血栓到底是什么呢？

血管外科诊室

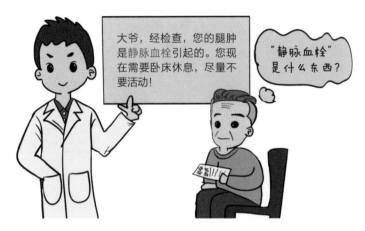

张大爷得了静脉血栓

血管外科诊室

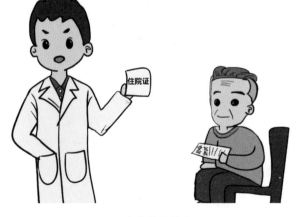

张大爷要住院

什么是静脉血栓

　　想要了解静脉血栓，首先需要了解人体的血管。人体的血管按照不同功能可以分为三种，即动脉、静脉和毛细血管，三种血管遍布人体全身各处。动脉是将血液从心脏输送到身体各个组织的通道；毛细血管是血液与组织进行物质交换的场所；静脉是将交换后的血液运回心脏的通道。

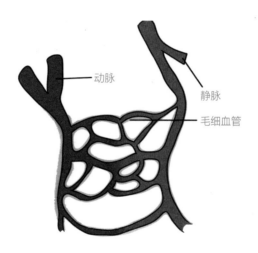

动脉、静脉和毛细血管

　　如果把动脉比作家里的水龙头，那么静脉就相当于家里的下水道。居家过日子，如果打开水龙头没有水肯定不行，而如果水龙头打开有水，但下水道不通，无法及时把污水排出去也不行！动脉和静脉的关系正如水龙头和下水道的关系。

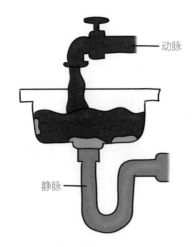

动脉

静脉

动脉和静脉的关系就像水龙头和下水道

　　为了区别动脉血管和静脉血管，在图片中通常用红色表示动脉，用蓝色表示静脉。但实际上，静脉里流淌的也是红色的血液，只是静脉血中含氧量较低，肉眼看上去呈暗红色，而动脉血中含氧量较高，肉眼看上去往往呈鲜红色。动脉和静脉遍布全身各处，动脉给肢体和器官提供氧分，而静脉负责把含氧量低的血液运输到肺，通过肺的"加工"变成含氧量高的动脉血，这些动脉血通过心脏泵到全身各处。

● 血管壁的结构和血液成分

　　接下来，让我们了解一下血管壁的结构和血液成分。

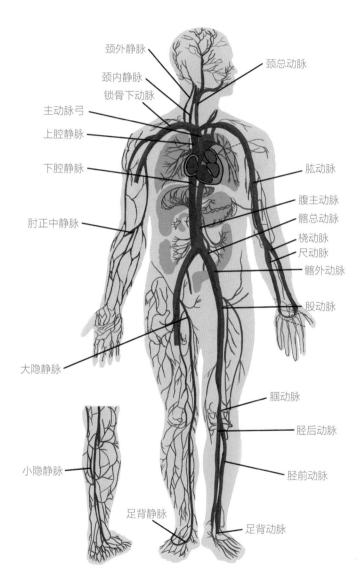

颈外静脉
颈内静脉
锁骨下动脉
主动脉弓
上腔静脉
下腔静脉
肘正中静脉
大隐静脉
小隐静脉
足背静脉

颈总动脉
肱动脉
腹主动脉
髂总动脉
桡动脉
尺动脉
髂外动脉
股动脉
腘动脉
胫后动脉
胫前动脉
足背动脉

人体动脉和静脉分布

　　血管的管壁一般由内、中、外三层膜组成。血管中流动的是红色的血液，血液是由血浆和血细胞组成的。血浆的主要成分是水，其余是蛋白质、无机盐等。血细胞包括红细胞、白细胞和血小板。红细胞的主要功能是把身体中的二氧化碳带走，并源源不断地把氧气输送到身体各处。白细胞是身体里的"小卫士"，时刻保护人体免受病毒和细菌的侵害。血小板主要参与体内凝血、止血功能，如手不小心蹭破流血时，血小板会和血浆中的凝血因子粘连在一起，堵住血管上的破口，这样血就止住了。

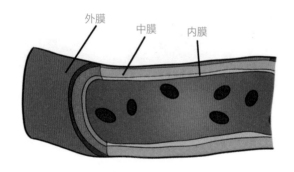

血管壁的三层结构

　　我们都知道，如果家里的水管使用时间长了，可能会被食物残渣、油脂等堵住，导致水流越来越小。同样，血管如果维护不好，也会被血栓等一些物质堵塞，使血液不能顺利通过。

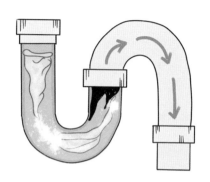

下水道被堵塞

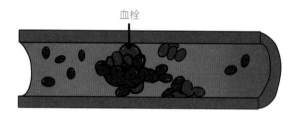

血管被血栓堵塞

　　如果被堵塞的是心脏的动脉，就会出现心绞痛，甚至心肌梗死；如果被堵塞的是脑袋里的动脉，就会出现大脑缺血，严重时会出现"中风"，也就是医生所说的缺血性脑卒中（脑梗死）；如果被堵塞的是腿部的深静脉，就会出现像张大爷那样腿部又肿又痛的表现，这就是深静脉血栓形成。大量的血液堆积在腿部静脉，导致本该回流到心脏的血液无法顺利回流，腿就会肿起来。堵塞血管的罪魁祸首之一就是血栓，即大家常说的"血凝块"。

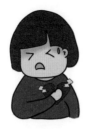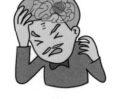

心肌梗死　　　　　　脑梗死

心肌梗死和脑梗死

● "血凝块"到底是什么

正常情况下，血小板悬浮于血浆中，与红细胞等其他成分一起随血液在血管中流动。

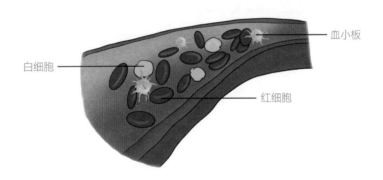

白细胞　　　　　　　　　　　　　　　血小板

红细胞

正常情况下血小板悬浮于血浆中

血管壁受到损伤后，血小板收到信号，黏附在血管内膜上，血小板之间会形成纤维蛋白，这些纤维蛋白形成网状结构，就像渔网一样，捕捉大量的血细胞。它们聚集在一起，慢慢凝结成团，堵住血管破口，直到损伤的血管壁被修补好。有时，它们会过度聚集，体积较大时就可以堵塞血管，影响血流的通畅，这时，它们就被称为"血凝块"——血栓。

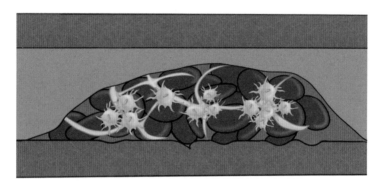

血小板和红细胞聚集于受损的血管壁周围

不过，血栓并不都是血小板聚集形成的，根据颜色、种类的不同，血栓可以分为红色血栓、白色血栓、混合性血栓和透明血栓。

红色血栓　是指纤维蛋白组成的网状结构捕捉到的主要是红细胞，因含有大量红细胞，故颜色发红。新鲜的红色血栓具有一定弹性，随着形成时间的延长，水分被吸收，红色血栓变得干燥、易碎。红色血栓常见于静脉，被称为静脉血栓。

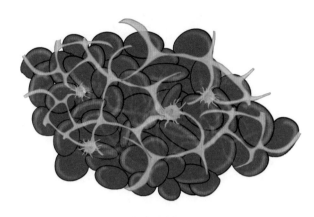

红色血栓

　　白色血栓　　又称血小板血栓，主要是聚集的血小板在被激活的凝血因子的作用下形成网状纤维素，在纤维素表面黏附着许多白细胞。在显微镜下观察，白色血栓呈灰白色，与血管壁紧紧相连。白色血栓常见于动脉，被称为动脉血栓。

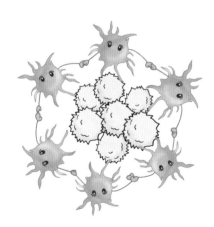

白色血栓

混合性血栓　呈灰白色和红褐色交替的层状结构，既含有白色血栓成分，又含有红色血栓成分，是血栓形成的晚期，可以说是"成年后"的血栓。

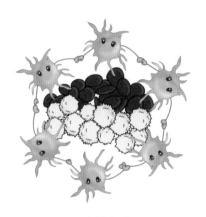

混合性血栓

透明血栓　常发生于微小血管内，如毛细血管，只能在显微镜下观察到，故又被称为微血栓，主要由纤维素构成。

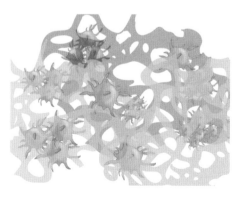

透明血栓

为什么静脉中会形成血栓

血液的正常状态是通过凝血和抗凝相互作用和调控完成的。一旦两者之间的平衡被打破，就会出现出血和／或血栓形成。那么静脉内为什么会有血栓形成呢？其实原因有以下三种。

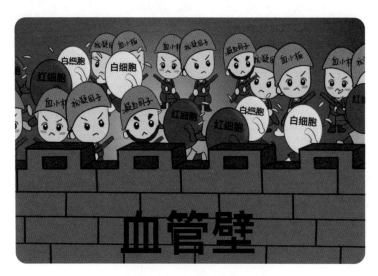

正常状态下的血管壁和血液成分

● 第一种原因——血液在血管内流动速度变慢

血流速度变慢是造成静脉血栓形成的首要原因，静脉血流速度变慢增加了血小板、凝血因子与静脉壁的接触时间，因而容易形成血栓。长时间站着或坐着、长期卧床的人群都会出现血流速度变慢。

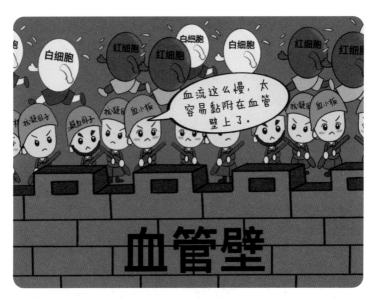

血液流动速度变慢

● 第二种原因——静脉血管壁受到损伤

　　完好的静脉内膜有抗凝和抑制血小板黏附的作用，但是当静脉管壁因外伤、手术、感染等原因造成内膜破坏后，可引起血小板的黏附与聚集，容易形成血栓。

● 第三种原因——血液本身容易凝固

　　血液本身容易凝固的现象，在医学上称为"血液高凝状态"，出现这种状态后往往会被诊断为易栓症，原因可分为先天性和后天性。

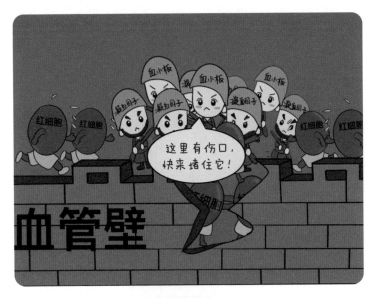

静脉血管壁受到损伤

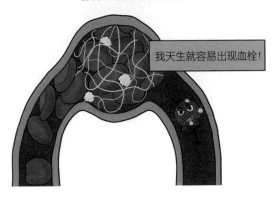

血液高凝状态

　　先天性易栓症是由于人体缺乏某些物质，如抗凝血酶、蛋白 C 和蛋白 S，这些物质具有防止血栓形成的作用。后天性易栓症是由于恶性肿瘤或者长期口服避孕药等导致的。

静脉血栓和动脉血栓是一回事吗

人体的静脉和动脉往往结伴而行，有动脉的地方就有静脉。

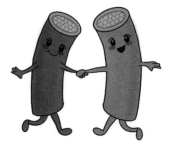

静脉和动脉像一对双胞胎

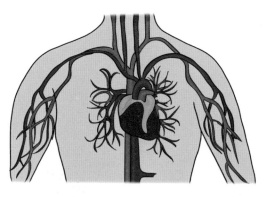

静脉和动脉结伴而行

动脉血栓与静脉血栓是一回事吗？静脉内形成血栓，动脉内是不是也一定会形成血栓呢？当然不是，静脉血栓和动脉血栓发生部位以及临床表现截然不同。下面我们一起来看看它们的区别吧。

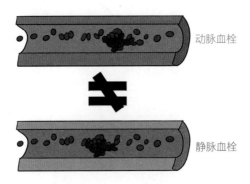

静脉血栓和动脉血栓截然不同

● 发生部位不同

动脉血栓发生在动脉，静脉血栓发生在静脉。

● 临床表现不同

动脉血栓形成后，患侧肢体以疼痛为主，皮肤呈蜡样苍白，温度降低并有冰冷感，肢体有麻木感甚至丧失感觉，还会出现脚趾甚至足部皮肤坏死、发黑，严重影响日常生活。静脉血栓主要表现为肢体肿胀和疼痛，皮肤温度正常或升高。

静脉内形成血栓，动脉内不一定形成血栓；反之亦然。

看过以上有关血管结构、血栓分类、血栓形成原因和静脉、动脉血栓的区别，相信大家对静脉血栓已经有了一定了解。

张大爷住进血管外科病房后，责任护士小李向张大爷进

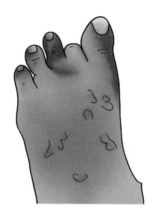

动脉血栓导致足部坏死、发黑

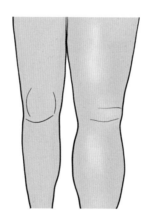

静脉血栓导致腿部肿胀

行了健康知识宣教。护士小李告诉张大爷，静脉血栓发生率高，发病人群广泛，生活中血栓无处不在！静脉血栓形成后很凶险，也很可怕，一定要给予充分重视，否则可能带来非常严重的后果。

这是为什么呢？请继续看下回相关知识的介绍。

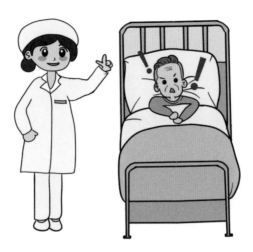

生活中血栓无处不在

第二回

静脉血栓的危害

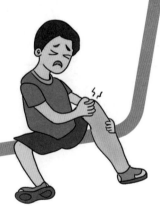

静脉血栓发病率高、发病人群广

上回讲到爱打麻将的张大爷腿突然肿了起来，到医院一查发现不是肾脏出了问题，而是发生了静脉血栓。张大爷入院后，一直觉得这个毛病是小概率事件，且腿肿也不影响打麻将，要是能把麻将桌搬到病房里来就太好了！但护士小李告诉张大爷，千万不要忽视这种疾病，在一些人群中，静脉血栓的发病率还挺高的。

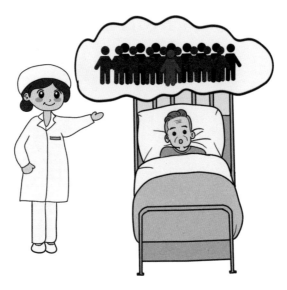

静脉血栓的发病率较高

在美国，静脉血栓的年发病率为 108/10 万，每年有 90 万例患者发生静脉血栓。多位学者研究后报道，我国静脉血栓的发病率与美国相当。我国静脉血栓研究组对国内 90

所医院 10 年内的 105 723 例住院患者进行回顾性研究发现，血栓疾病患者住院率从 3.2/10 万上升至 17.5/10 万。在没有任何预防措施的前提下，内科及外科住院患者中血栓的发生率高达 10% ~ 40%。

静脉血栓并不只是好发于老年人群，各年龄段人群都有可能发生血栓。

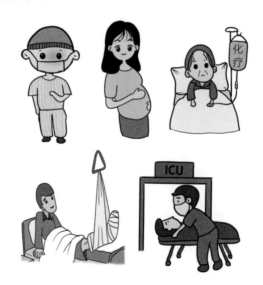

可能发生静脉血栓的人群

● 儿童

儿童静脉血栓发病率为 0.007‰ ~ 0.049‰，如果伴有危险因素，发病率可增加 100 ~ 1 000 倍。发病高峰在婴儿期（0 ~ 1 岁）及青春期（11 ~ 18 岁），约占儿童静脉血栓患者总体的 70%。

● 孕产妇

孕产妇在妊娠期和产褥期静脉血栓发病率高达 1.2‰。研究表明，妊娠期和产褥期女性发生静脉血栓的可能性是同一年龄未孕女性的 5 ~ 10 倍。

● 肿瘤患者

静脉血栓是肿瘤患者的第二大死亡原因，仅次于肿瘤本身进展和转移带来的伤害。肿瘤患者静脉血栓发病率比非肿瘤患者高 4 ~ 7 倍，呈逐年上升趋势。

● 骨科疾病患者

骨科在各科室中静脉血栓发病率最高。研究报道，髋部骨折术后患者静脉血栓发病率高达 50%，膝关节以及远端部位骨折术后患者静脉血栓发病率为 10.5%，骨折患者或骨科大手术后患者静脉血栓发病率为 5% ~ 58.2%，脊柱术后患者静脉血栓发病率为 0.3% ~ 31%，其中老年患者有更高的静脉血栓发病率和死亡风险。

● 重症患者

欧美国家重症监护病房（ICU）患者静脉血栓发病率为

13%～30%，亚洲国家 ICU 患者静脉血栓发病率为 6.6%～10.5%，我国 ICU 患者静脉血栓发病率为 28%～33%。

张大爷听完护士小李的介绍后不禁感叹："静脉血栓的发病率竟然这么高啊！"护士小李告诉张大爷，静脉血栓不仅发病率高，带来的危害还很大。下面我们就一起聊聊静脉血栓的危害吧。

静脉血栓危害大

我们的静脉血液回流好比车辆通过高速公路，血栓形成就像高速公路上发生事故，栓子就像堵塞道路的车辆，必定会导致可通行的道路变窄，只有部分车辆可以通过，如果不及时处理，整个交通系统就会瘫痪。这与人体静脉血液回流不畅是一样的道理，如果不及时处理，血液循环也会出现严重问题。

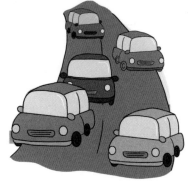

交通瘫痪

静脉血栓在临床上被称为
"沉寂的杀手",为什么说"沉
寂"?主要是这种疾病可以悄无
声息地发生,早期可以没有任何
表现。据统计,在所有合并静脉
血栓的肿瘤患者中,只有 15%
是有症状的,而大部分患者没有
症状,并且可能在尸检时才发现

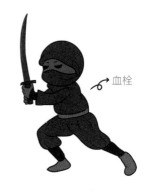

沉寂的杀手——静脉血栓

静脉血栓的存在。同时,得了静脉血栓的患者一旦出现不舒
服,就可能已经发展到非常严重的程度了。

静脉血栓本身并不可怕,但是如果静脉里的血栓"制
订"了详细的"旅行计划",顺着血液循环来到心脏内,再
到达肺血管,就会阻塞肺动脉。肺组织是进行气体交换的场

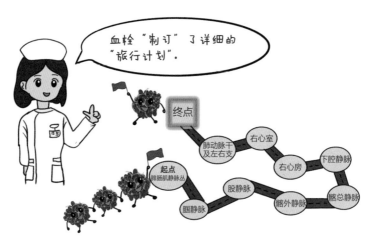

静脉血栓在血管内的"旅行计划"

所，栓子把肺动脉堵住了，人们就会感到胸闷、气急、呼吸困难、烦躁不安甚至出现濒死感，也就是致死率非常高的肺栓塞。发生肺栓塞后，患者可在很短的时间内出现生命危险。

正因如此，全球每 4 个人中就至少有 1 人死于血栓相关疾病，每年死亡人数超过 84 万人。在美国，每年有 10 万 ~ 30 万人死于血栓疾病；在中国，每年有 50 万人死于血栓疾病，形势更加严峻。

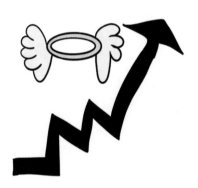

血栓疾病死亡人数多

血栓形成会延长患者的住院时间，如发生血栓的重症患者平均住院时间会延长 4.6 天，不仅增加了经济负担，也增加了医疗负担。即便是血栓治好了，10% ~ 30% 的患者会在 5 年内复发，20% ~ 55% 的患者会在 2 年内出现血栓后综合征，主要表现为下肢慢性水肿、疼痛、肌肉疲劳、静脉曲张、下肢皮肤色素沉着，严重者形成难以愈合的局部溃疡，也就是老百姓常说的"老烂脚"。血栓后综合征不仅会使患者的日常活动及劳动能力受限，严重影响他们的生活质量，也会使他们的生理、心理、社会活动等方面受到不同程度的负面影响。

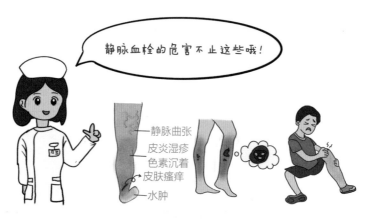

静脉血栓的危害大

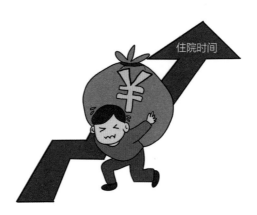

血栓形成导致住院花费增加、住院时间延长

　　静脉血栓主要发生在腿部，但全身各处都有可能出现静脉血栓，连接各个器官的静脉均有发生血栓的风险，如连接肝脏的门静脉、脾脏的脾静脉、肾脏的肾静脉、肠道的肠系膜静脉，都可以形成血栓，静脉血会淤积在相应的器官内，导致器官无法正常工作。

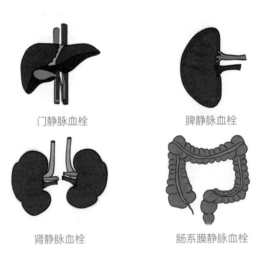

门静脉血栓　　　　　　　　　　脾静脉血栓

肾静脉血栓　　　　　　　　　肠系膜静脉血栓

各器官的静脉血栓形成

　　张大爷听完护士小李的进一步宣教，明白了静脉血栓的危害，但张大爷纳闷，自己平时身体很好，又没有得肿瘤，而且和自己一起打麻将的朋友有好几个，他们都没事，怎么血栓偏偏就找上自己了呢？

　　其实，静脉血栓的发生并不是神奇出现的，都有具体原因。了解静脉血栓的危险人群、认识高危因素，有助于静脉血栓的早期预防。

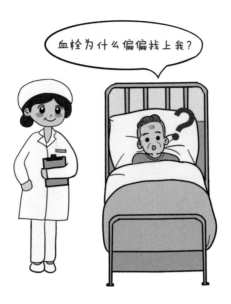

血栓为啥找上张大爷

第三回

静脉血栓的危险人群和高危因素

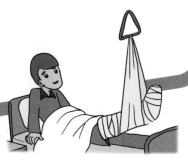

哪些人容易形成静脉血栓

　　在集中收治下肢静脉血栓患者的血管外科病房里，病友们正在热火朝天地聊着天……原来，大伙儿在聊自己是如何被查出血栓的，结果发现每个人的情况都不太一样。

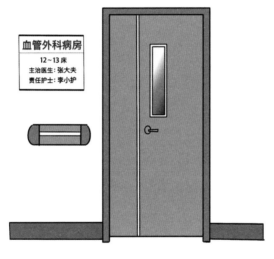

血管外科病房

　　王阿姨："我老伴儿之前因为胃癌做化疗，住在胃肠外科。前几天发现腿肿了，倒是不痛，但医生检查后说是得了'静脉血栓'，我们就赶紧过来啦。还有那边的王大爷，之前就有静脉血栓，做了一次手术之后不知道怎么回事复发了。小伙子，看你年纪轻轻的，骨折了怎么不住在骨科，来血管外科干什么？"

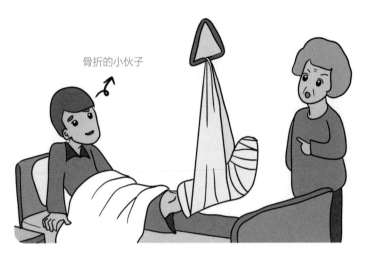

王阿姨好奇骨折的小伙子为什么住进血管外科病房

　　小伙子："阿姨，我前段时间出了车祸，腿骨折了，在骨科做了手术，刚做完手术还没恢复好呢，腿突然就肿起来了，还痛得厉害，医生检查后说我的静脉里面有血栓，就转科来这边了。"

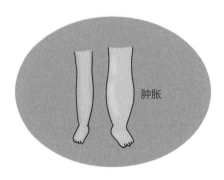

腿部肿胀

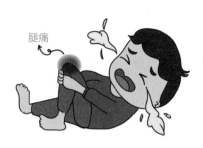

腿痛

腿部疼痛

　　护士小李听到病房里的谈话，赶紧用自己的专业知识为大家答疑解惑："在医院里，其实很多人有得静脉血栓的风险，这种疾病可不管咱们是年轻还是年老，都'一视同仁'"！

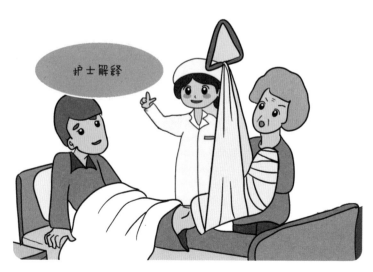

护士解释

护士小李进行健康教育

　　如何判断自己是否具有静脉血栓形成的危险因素呢？主要看是否符合这三点，即血管壁受损、血液流速变慢和血液高凝状态。只要符合其中一点，就容易得静脉血栓。当然，很多发生静脉血栓的人群往往存在两种及两种以上的危险因素。具体哪些人容易得静脉血栓呢？让护士小李给大伙儿解释一下吧！

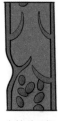 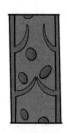 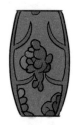

血管壁受损　　　　血流速度变慢　　　　　血液高凝状态

血栓形成的三大危险因素

● 骨折／外科手术患者

　　我们的血管壁保护血液在身体里正常流动，但是在骨折后或手术过程中可能引起血管壁损伤。血液中有一种被称为血小板的细胞，它的主要作用是止血。当血管壁受损后，血小板就会黏附在损伤的血管壁上，一边通过释放促凝物质达到修复血管壁的目的，一边释放聚集因子吸引更多的血小板聚集在一起。这虽然是一种自我保护，可大量血小板聚集后，经过一系列反应，就会形成血栓。

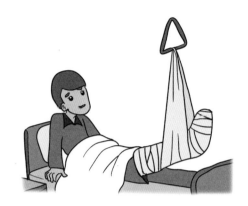

骨折患者

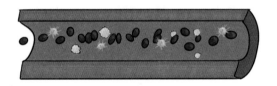

正常血管

血液在血管内正常流动

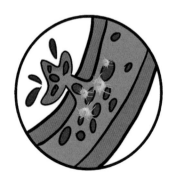

血小板和红细胞聚集在受伤的血管壁周围

● 长期卧床者

　　腿上的静脉血液之所以能流回到心脏，除了静脉里的静脉瓣膜像阀门一样使血液只能从下肢单方向流向心脏而无法返回下肢外，还有小腿肌肉的功劳，即小腿肌肉泵的作用。我们活动的时候，小腿肌肉会收缩，使下肢静脉受到挤压，以此促进血液回流。一些人由于手术、车祸等原因需要长期躺在床上，腿部活动减少，小腿肌肉收缩减少，就会导致血流速度变慢，长此以往就容易形成血栓。

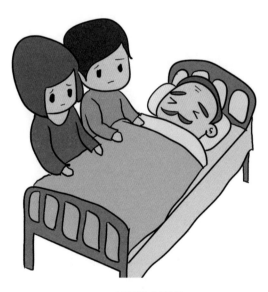

长期卧床患者

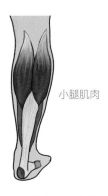

小腿肌肉

小腿肌肉泵的作用

● 创伤患者

　　创伤会引起神经系统和内分泌系统的应激性变化，导致血液呈高凝状态。另外，创伤后患者往往需要手术，导致血管壁损伤；如果创伤后需要长期卧床，还会导致血流速度变慢，这都是引起血栓的危险因素。因此，有些人可能单纯因血液高凝状态而形成血栓，有些人可能因血管壁损伤、血液高凝状态和血流速度变慢等危险因素同时存在而形成血栓。

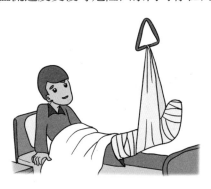

创伤患者

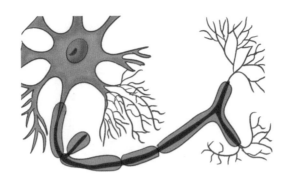

神经系统

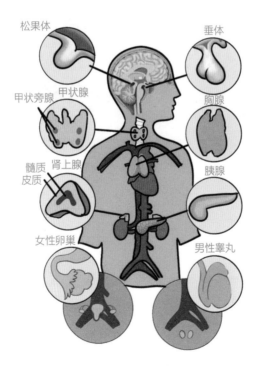

内分泌系统

● 恶性肿瘤患者

肿瘤分为良性肿瘤和恶性肿瘤。良性肿瘤生长缓慢，对周围组织脏器影响小；恶性肿瘤除了会危害人体各个组织器官外，还会释放促凝物质，提高血液中凝血因子的活性，使血液处于高凝状态，而这正是静脉血栓形成的危险因素。

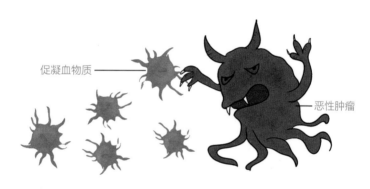

促凝血物质

恶性肿瘤

恶性肿瘤释放促凝物质

● 有静脉血栓病史的患者

有的患者因为某些原因得了静脉血栓来医院治疗，但可不是吃了药、做了手术清除血栓就万事大吉了。这类患者如果不规范治疗很容易出现血栓复发。

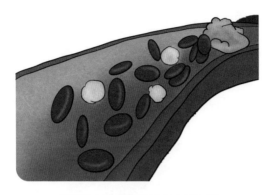

有静脉血栓病史的患者容易复发

● 原发性血液高凝状态的患者

　　这类患者很难被发现，他们是由于基因突变或遗传性抗凝物质缺陷导致血液处于高凝状态，往往出现腿肿等表现之后去医院检查才被发现的。

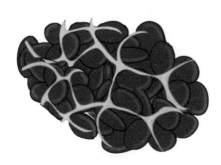

血液高凝状态

● 高龄者

高龄者体内液体量相对减少，同时渴觉中枢敏感性下降，意思就是当老年人感觉口渴的时候，其实身体已经有相当多的水分缺失了。另外，高龄者运动减少，如果自身还有高脂血症、糖尿病、肥胖等，会加剧血流速度变慢和血液高凝状态。

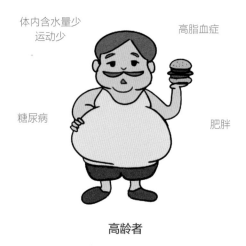

体内含水量少
运动少

高脂血症

糖尿病

肥胖

高龄者

健康人群会出现静脉血栓吗

住院患者发生静脉血栓的风险较大，那健康人群就可以完全不用担心了吗？不是的！在病房里，听到其他人是因为骨折、静脉血栓史、肿瘤等原因才得了静脉血栓，40 多岁的孙大哥不禁疑惑："我一年到头基本不生病，连感冒的次数都很少，更别说骨折、肿瘤了，他们说的这些问题我都没有，怎么会突然出现静脉血栓呢？"

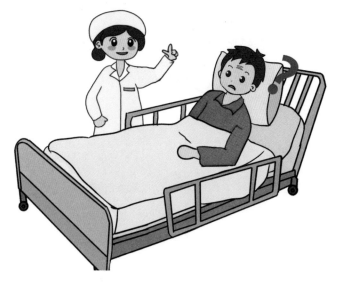

疑惑的孙大哥

护士小李："孙大哥，您是做什么工作的呀？"

孙大哥："我啊，大学毕业后就当上了文员，已经工作十多年了。"

虽然孙大哥没有其他患者的经历，但每天在办公室坐着工作，一坐就是一天，长时间坐着会减弱小腿肌肉泵的作用，导致血液回流变慢，从而引起静脉血栓形成。

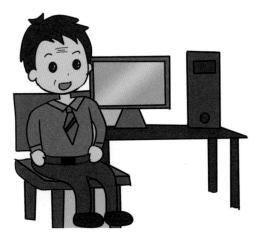

孙大哥是一名文员

　　长时间乘坐飞机和长途汽车的人、平时一直坐着工作的人，和孙大哥一样，都有静脉血栓形成的风险。同样道理，长时间站立不动的人群也容易形成静脉血栓。可见，在日常生活中我们都应该避免久站久坐。

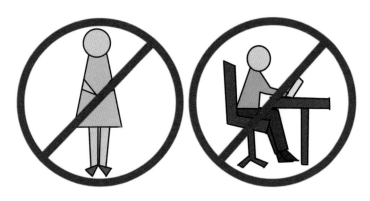

避免久站久坐

为什么孕妈妈会受到静脉血栓的侵扰

　　前文提到，各种住院患者和久坐久站的人群容易形成静脉血栓，其实还有一类特殊人群也容易发生静脉血栓，那就是孕妈妈。她们既不是真正意义上的住院患者，可能也不是久坐久站的人，但有时也难逃静脉血栓的侵扰。这究竟是为什么呢？

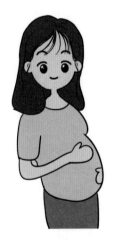

孕妈妈

　　原来，怀孕之后，孕妈妈体内的激素会发生变化，雌激素水平逐渐升高，它可以促进子宫内膜增长、变厚，有利于胚胎着床和生长发育，还可以促进肝脏合成各种凝血因子，有效止血。这虽然是一种自我保护机制，但也造成了血液高凝状态，增加了血栓形成的风险。

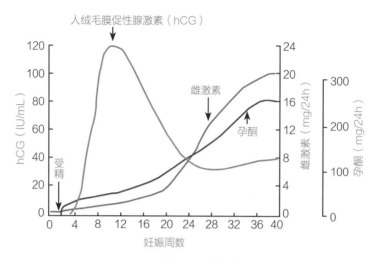

怀孕后体内激素变化曲线图

同时，随着胎儿越来越大，增大的子宫压迫下腔静脉，使下腔静脉管腔变窄，导致下肢静脉血液回流受阻。

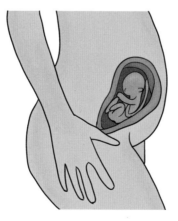

孕妈妈逐渐增大的子宫会压迫下腔静脉

　　还有些孕妈妈在孕后期因活动不便而导致运动量减少、久坐久卧使下肢血流缓慢，这些都是形成静脉血栓的原因。因此，孕妈妈即使在孕后期，也要坚持适当运动！

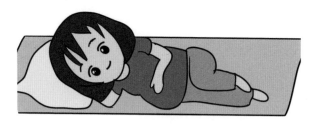

部分孕妈妈在孕后期运动减少

　　既然有这么多人容易发生静脉血栓，预防就显得更加重要了，具体应该如何预防静脉血栓呢？

第四回

应该如何预防静脉血栓

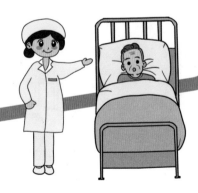

这天，在血管外科病房走廊里，王大爷碰到了张大爷。

王大爷："老张啊，这么久没见，没想到在这里碰上了。"

张大爷："先别叙旧了，前几天护士小李跟我们讲了好多关于静脉血栓的事儿，我深刻认识到它的危险性，静脉血栓不容忽视，我现在要赶紧去学学怎么预防，可不能再让家人也得这个病了！小李护士，快来讲课了。"

护士小李："咱得为张大爷这个学习的劲头儿鼓鼓掌，那我继续往下讲静脉血栓的预防知识。"

虽然静脉血栓具有较高的发病率，但值得庆幸的是，它是可以预防的，预防方法主要包括三大类，即基本预防、机械预防和药物预防。医护人员会对每位患者进行血栓风险评估，根据评估结果采取针对性的预防措施，可以有效降低静脉血栓的发病率。

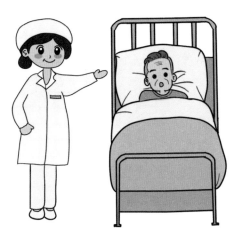

静脉血栓不容忽视

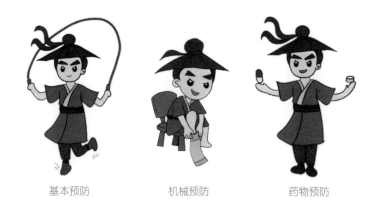

基本预防　　　　　机械预防　　　　　药物预防

静脉血栓的三大预防方法

基本预防方法

　　包括早期功能锻炼、下床活动、踝泵运动以及保证良好的生活习惯，如戒烟限酒、健康饮食、适度饮水。避免血液浓缩是有效预防静脉血栓的前提。

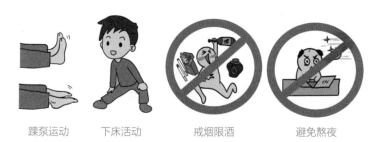

踝泵运动　　　下床活动　　　戒烟限酒　　　避免熬夜

静脉血栓基本预防方法

● **生命在于运动**

　　健康人群每天应保持一定的运动量，运动方式视年龄、身体素质和爱好而定，可以选择跑步、散步等，运动时间应注意控制，以不感到疲惫为宜，建议循序渐进，避免超负荷运动。

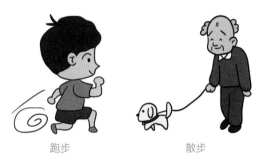

跑步　　　　　　散步

运动可预防静脉血栓形成

　　如果一天工作结束后有疲惫感，适度休息可帮助缓解疲劳，但长时间保持瘫倒姿势则并不利于健康。长时间站立的人群或处于坐位时间较久的人群休息时可以用软枕抬高双腿，以促进双下肢的静脉血液回流，减轻下肢酸胀感。

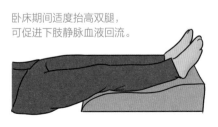

卧床期间适度抬高双腿，
可促进下肢静脉血液回流。

抬高下肢

对于住院患者，若因病情必须卧床休息或在手术后不宜下床活动，可于床上勤翻身，但动作要轻缓，避免留置的导管滑脱或牵拉伤口，并配合进行踝泵运动。踝泵运动是通过足踝关节的屈伸动作促使小腿肌肉舒张和收缩，以促进血液和淋巴回流。

踝泵运动　先以最大角度向上勾脚尖1秒，再用力将脚往下踩1秒，每个动作重复10次为1组。对于疾病恢复期患者，在身体状况允许的情况下应尽量早期下床活动。对于丧失自主活动能力的患者，如偏瘫患者，家属应每天协助其进行踝泵运动和下肢其他关节的运动。

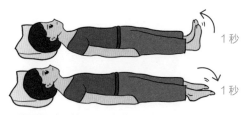

踝泵运动，就是压一压脚，再抬一抬脚。

踝泵运动

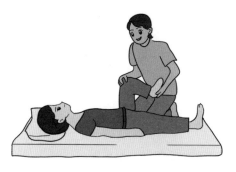

患者在家属的协助下进行踝泵运动

　　呼吸运动　除了熟知的肢体活动，呼吸运动也可预防静脉血栓形成，做深呼吸及咳嗽等动作能提高人体的血氧含量，深吸气时胸腔负压能加快下肢血液循环，运动方式为清醒时每小时深呼吸 5 ~ 10 次。

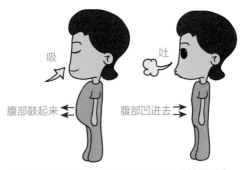

我们熟知的呼吸运动也可以预防静脉血栓的形成。

呼吸运动

● 日常生活要健康

　　长期不健康的生活方式可造成血液黏度改变，加上血流缓慢，使凝血因子渐渐聚集黏附在血管内膜，导致静脉淤滞，最终形成静脉血栓。

　　良好的生活方式对预防静脉血栓形成具有重要意义。只吃大鱼大肉不利于健康，应注意合理膳食，多吃维生素和膳食纤维含量丰富的新鲜蔬菜和水果。保持大便通畅，预防便秘，避免用力排便导致腹压增高，这样不利于静脉回流。在心功能、肾功能正常的情况下，保证足够的饮水量（每日1 500 ~ 2 000mL），对于疾病导致饮水受限的人群，可通过静脉输液等方式补充体液，以降低血液黏度。吸烟人群要注意戒烟，饮酒应适量，并注意血压、血糖和血脂的控制。另外，放松心态，避免长期精神紧张也非常重要！

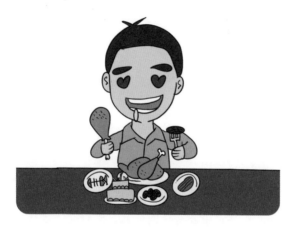

天天大鱼大肉不利于健康

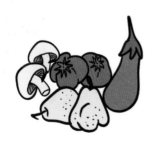

多吃新鲜蔬菜和水果

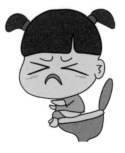

注意预防便秘

保证每日摄入充足水分。

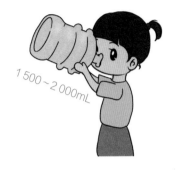

1 500 ~ 2 000mL

保证足够的饮水量

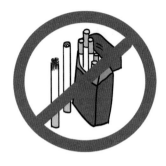

吸烟有害血管健康

机械预防方法

　　机械预防是采用各种辅助装置和器械，通过挤压按摩下肢肌肉和血管，促进下肢静脉回流，以减少静脉血栓形成。目前机械预防装置主要有抗血栓袜、间歇充气加压装置、足底静脉泵和神经肌肉电刺激装置等，前两种在临床较为常用。

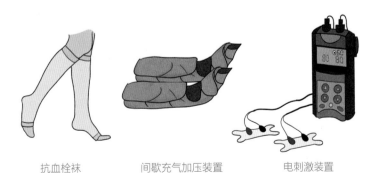

抗血栓袜　　　　间歇充气加压装置　　　　电刺激装置

静脉血栓的机械预防方法

● 抗血栓袜

　　抗血栓袜是一种具有梯度压力、可对腿部进行压迫的长袜，属于压力一级的弹力袜。从外观上看，抗血栓袜和平时女性穿的长筒袜有些像，但其实抗血栓袜可不是一双普通的长袜。在使用时，需要得到专业的指导和帮助，才能最大程度地发挥抗血栓袜的作用，且不对身体造成伤害。

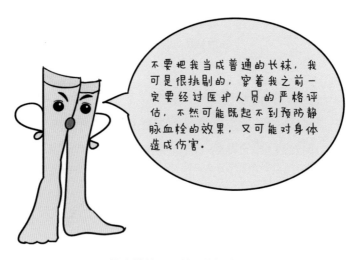

抗血栓袜不是普通的长袜

　　抗血栓袜和普通长袜的区别　　抗血栓袜是在足踝处建立最高压力，并沿腿部向心脏方向逐渐降低，以达到促进下肢静脉血液回流，预防静脉血栓形成的目的。

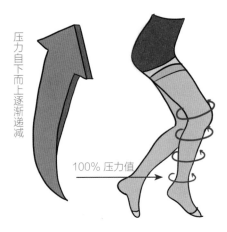

压力自下而上逐渐递减

100% 压力值

抗血栓袜具有梯度压力

　　抗血栓袜的常见分型　分为膝下型（短筒）和大腿型（长筒），医护人员会根据患者的病情以及穿着的依从性等综合选择抗血栓袜的类型。

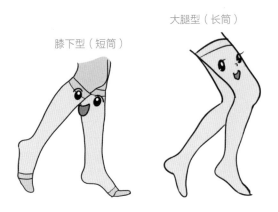

大腿型（长筒）

膝下型（短筒）

膝下型（短筒）和大腿型（长筒）抗血栓袜

　　如何选择合适的抗血栓袜　膝下型抗血栓袜测量部位为踝部最小周长处和小腿最大周长处；大腿型抗血栓袜除测量上述两个部位外，还需要测量腹股沟中央部位向下 5cm 处大腿周长。

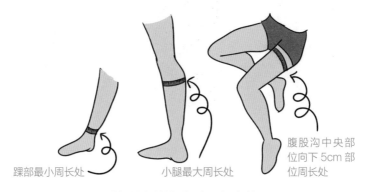

踝部最小周长处　　　　　小腿最大周长处　　　腹股沟中央部位向下 5cm 部位周长处

选择抗血栓袜时腿部测量部位

　　抗血栓袜的穿着时间　静脉血栓中高风险的患者在住院期间建议全天穿着抗血栓袜（白天和夜间都穿），直到活动能力恢复到疾病前的水平或正常水平。

　　抗血栓袜的应用范围　久站久坐的健康人群和孕产妇、围手术期患者都可以穿着。但合并以下情况则不可穿着抗血栓袜，包括下肢动脉缺血性疾病、心力衰竭、下肢存在较大开放性伤口或

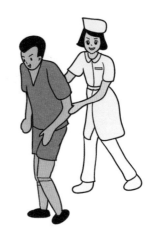

建议长期穿着抗血栓袜直至活动能力恢复至正常水平

者引流伤口、下肢严重皮肤疾病、下肢严重蜂窝织炎、对抗血栓袜材料过敏等。

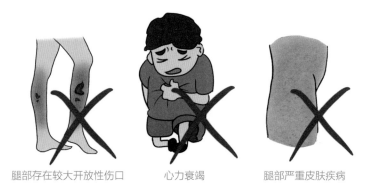

腿部存在较大开放性伤口　　心力衰竭　　腿部严重皮肤疾病

这些情况不可穿着抗血栓袜

　　如何正确穿着抗血栓袜　需要在专业人士的指导下穿着抗血栓袜，因为穿着不当会造成皮肤损伤。

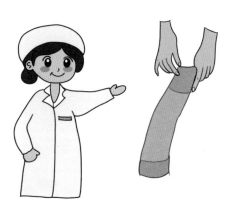

需要在专业人士的指导下穿着抗血栓袜

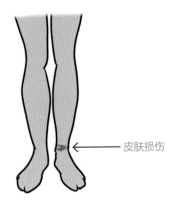

皮肤损伤

穿着抗血栓袜不当会造成皮肤损伤

　　穿袜前，应先修剪趾甲，做好腿部和足部的清洁，摘除足部配饰。穿着者可以佩戴手套，以防止指甲等刮伤袜子。如患者足部有灰指甲或皮肤皲裂，可先在足部套助穿袜套，既可保护袜子免受刮伤，也可起到降低摩擦力、方便穿袜的目的。

　　穿袜时，将一手伸进袜筒，直到袜子对应的足跟处（袜跟），用大拇指和其他手指捏住袜跟部中间，将袜子由里向外翻出至袜跟，舒展袜身，以便足部轻松伸进袜口。足部伸进袜口前，用两手拇指沿袜筒内侧将袜口撑开，四指握住袜身，两手拇指向外撑紧抗血栓袜套于足部。示指和拇指合力将抗血栓袜缓慢拉向足跟，直至袜子对应足跟的位置与足跟吻合。将整个袜筒往回翻，并向上拉至腿部。穿着后用手抚平并检查袜身，保持其平整。使用助穿袜套者穿着完毕后从袜口将助穿袜套缓慢取下。再按照相同方法穿着对侧。如果需要脱掉抗血栓袜，用拇指沿袜内侧向外翻，自上而下顺腿轻柔脱下。

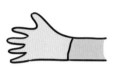

1. 戴手套

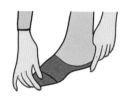

2. 穿助穿袜套

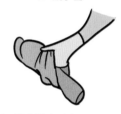

3. 翻找袜套对应足跟位置

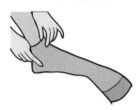

4. 袜跟位置和足跟吻合

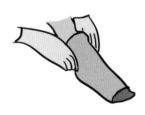

5. 慢慢提拉抗血栓袜

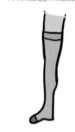

6. 穿好整只长袜

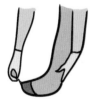

7. 去除助穿袜套

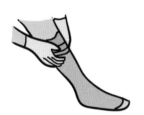

8. 缓慢脱袜

抗血栓袜穿脱步骤

　　预防静脉血栓时，应尽量双下肢都穿着抗血栓袜，如果其中一侧肢体有损伤或者存在骨折等不能穿着的情况，可只在一侧肢体穿着。穿着期间必须每天至少脱下一次检查肢体皮肤情况，以免因抗血栓袜褶皱、下滑等造成肢体皮肤破损。大腿型抗血栓袜最上方有一条防滑硅胶区，这个区域最易导致皮肤过敏，为了预防此区域对应的皮肤过敏，可将大腿型抗血栓袜防滑硅胶区翻折或直接反穿大腿型抗血栓袜。

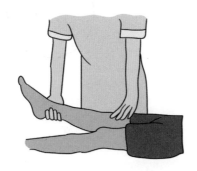

抗血栓袜穿着期间需要每天检查皮肤情况

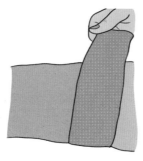

如果对大腿型抗血栓袜防滑硅胶区过敏，可将该区翻折。

大腿型抗血栓袜防滑硅胶区过敏时的处理方法

　　穿着期间应关注有无皮肤过敏或者下肢缺血表现，如脚凉、发麻、触摸不到足背动脉搏动等。若出现皮肤温度改变和麻木感、皮肤损伤、皮肤过敏、肢体较前肿胀等任意一种情况，应及时脱下抗血栓袜，向医护人员咨询。

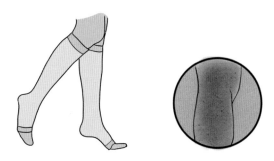

穿抗血栓袜可引起皮肤过敏或出现下肢缺血表现

　　抗血栓袜的清洗及保养　无须每日清洗，建议有明显污渍或者异味时洗涤，应该严格参照说明书清洗。通常选择中性洗衣液，在温水中清洗，洗后在阴凉处晾干，避免在太阳下暴晒。

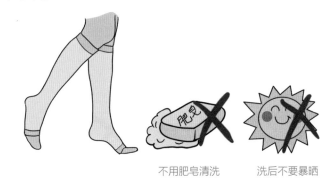

不用肥皂清洗　　　洗后不要暴晒

抗血栓袜的清洗及保养

● 间歇充气加压装置

间歇充气加压装置是一种预防静脉血栓形成的机器，它利用多腔气囊对肢体进行循环充气和放气，类似于加压"按摩"，对肢体从远端到近端进行均匀有序地挤压，从而促进下肢血液循环，达到预防静脉血栓形成的目的。

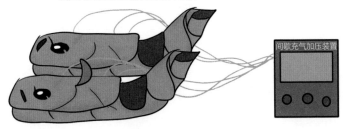

间歇充气加压装置

间歇充气加压装置的禁忌人群　包括怀疑或被证实已存在下肢深静脉血栓形成急性期、充血性心力衰竭、加压肢体出现血栓性静脉炎、下肢动脉缺血性疾病、皮肤异常（如溃疡、皮炎、近期接受皮肤移植手术、开放性损伤或放置引流管等）、肢体严重畸形或残缺导致无法使用加压套、对加压套严重过敏等人群。由周围神经系统病变导致的肢体感觉障碍、意识障碍及严重下肢水肿的患者应谨慎使用。

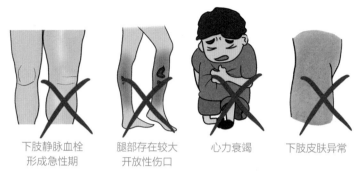

下肢静脉血栓　　　腿部存在较大　　　心力衰竭　　　下肢皮肤异常
形成急性期　　　　开放性伤口

间歇充气加压装置使用的禁忌人群

　　间歇充气加压装置的加压范围和使用时间　机器运行时，通常对大腿或小腿施加 35～40mmHg 的压力，充气加压大约 10 秒，放松约 40 秒，再重复该循环。间歇充气加压装置每日使用时间建议不少于 18 小时。对于完全无活动能力的患者，在病情允许的情况下可适当延长每天使用时间。

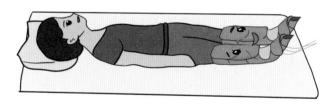

规范使用间歇充气加压装置

　　间歇充气加压装置的注意事项　在间歇充气加压装置应用期间，患者不可自行触碰机器主机面板上的按键，不能使用剪刀、针头等尖锐物品划伤肢体加压套，以防加压套漏气影响使用效果。若仪器因故障报警或停止运行，应及时告知护士查看原因，必要时更换。间歇充气加压装置需要卧床使用，使用时患者可以在床上轻微活动下肢。如患者需要下床，应提前告知护士及时移除机器，不要自行调节开关或拆除加压套强行下床，以免被绊倒或者摔倒。在使用过程中，如果肢体加压部位存在肿胀、麻木、疼痛等不适，或自觉有胸闷、呼吸困难等表现时，应及时告知医护人员，立即暂停使用，查明原因后再确定是否可以继续使用。

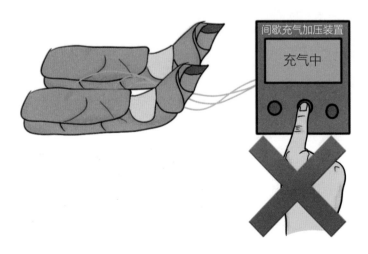

不可自行触碰间歇充气加压装置主机面板上的按键

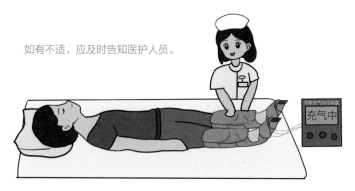

在间歇充气加压装置治疗期间的注意事项

药物预防方法

　　药物预防是静脉血栓预防的关键，主要是应用抗凝药，通过药物作用抑制凝血因子合成，阻止血小板聚集，从而延长血液凝集时间，以此来阻断静脉血栓的形成和进展。抗凝药种类繁多，下文主要介绍较为常见的低分子肝素、华法林和利伐沙班。

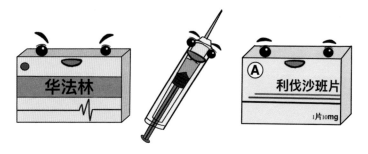

预防静脉血栓的药物

● 皮下注射低分子肝素

　　低分子肝素是应用最广泛的抗凝药，临床较常应用的为预灌式低分子肝素，即注射装置和药物为一体化包装，药物剂量固定，撕开包装即可应用。低分子肝素通常由专业护理人员在病房或门诊为患者注射，但部分患者由于治疗需要可能会存在居家注射的情况，若患者自行注射或家属协助注射，应在专业医护人员教学和指导后进行，以保证安全。

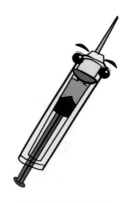

预灌式低分子肝素

　　如何正确注射低分子肝素　由于腹部皮下脂肪较厚，注射面积大，易于吸收，操作方便，因此是低分子肝素皮下注射的首选部位，其他可选择部位包括上臂、大腿和臀部。腹部以肚脐为中点作"十"字线，选择距离脐周 10cm、但避开脐周 2cm 的范围，并有规律地轮转注射部位，以免在同一部位反复注射导致皮下出血、硬结或疼痛等情况的发生。

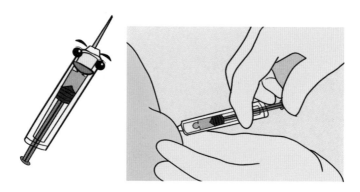

低分子肝素首选腹部作为皮下注射部位

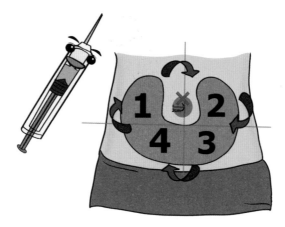

腹部皮下注射低分子肝素时应该有规律地轮转注射部位

　　注射前无须排气，只需要将针筒内的空气轻弹至药液上方；注射时捏起注射部位皮肤呈一皱褶，针尖朝下，以握笔姿势于皱褶最高点垂直进针，无须抽回血；持续捏住皮肤褶

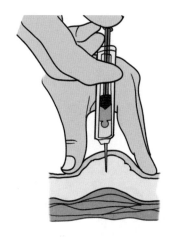

腹部皮下注射低分子肝素时应保持皮肤褶皱不放松

皱不放松，匀速注射 10 秒；注射完毕停留 10 秒后拔针，拔针后一般无须按压，如有穿刺点出血，用棉签按压 3~5 秒。

注射低分子肝素的注意事项 腹部注射低分子肝素的患者应注意清洁腹部皮肤，避免挠抓，注射后禁止揉搓，且平时应穿着较宽松的裤子，避免皮带、裤带束缚过紧，以免注射部位出现瘀斑等。

● 口服华法林

华法林一直是口服抗凝药的主要代表，其疗效确切、价格便宜。华法林药效受患者年龄、体重、性别等多种因素的影响，故不同患者所用的华法林剂量是不同的，因此，需要频繁采血监测国际标准化比值（INR）来调整药物剂量，

以获得最佳治疗效果。预防静脉血栓形成常以 INR 波动于
2.0～3.0 为达标范围。用药期间，患者应规律采血进行 INR
监测，据此调整华法林剂量，以保证良好的用药效果和用药
安全。若需要增减华法林剂量，应及时咨询医护人员，以防
止相关并发症的发生。

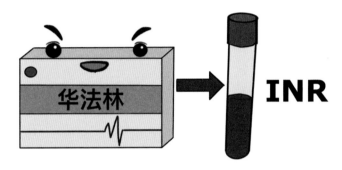

服用华法林期间需要定期采血监测 INR

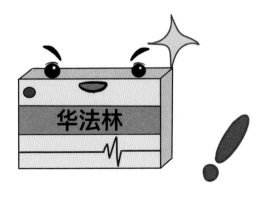

服用华法林期间需要根据 INR 调整用药剂量

华法林起效慢，且其药物作用受到多种药物及食物的影响，口服华法林期间应尽量保持饮食结构的平衡，不要盲目调整饮食或随意添加营养品，也不必特意偏食或禁食某种食物。华法林用药调整相对烦琐，注意事项较多，但如果患者经济情况一般，华法林依然是一个不错的选择。

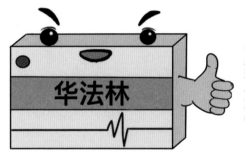

虽然华法林起效较慢，用药调整也相对较烦琐，但是用药效果不容小觑，而且价格便宜，对于经济条件有限的患者是一个不错的选择。

华法林的用药特点

● 口服利伐沙班

利伐沙班是一种新型口服抗凝药，该药剂量个体差异小，目前利伐沙班有三种规格，分别为10mg、15mg、20mg，均为口服制剂，剂量调整对于患者和医生都比较方便。利伐沙班服用后起效快，与食物和常用药物之间相互作用较少，无须监测凝血指标，现已成为预防静脉血栓形成的首选药物。

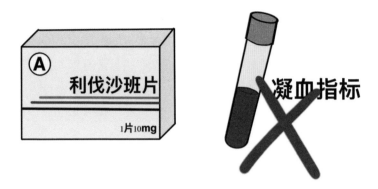

服用利伐沙班无须监测凝血指标

　　作为口服制剂，利伐沙班用药成本相对华法林较高。同时，比较特殊的是，利伐沙班 10mg 规格片剂可与食物同服，也可以单独服用；15mg 及 20mg 规格片剂应与食物同服，以保证药物更好地吸收。另外，若患者不能整片吞服，可将药物碾碎服用。

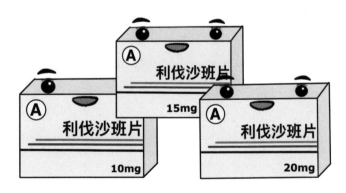

不同规格的利伐沙班

抗凝药的选择因人而异，但不管应用哪种抗凝药，都需要关注有无出血并发症的发生。出血是抗凝药使用期间最常见的不良反应，应注意有无局部或全身出血情况，如有无全身皮肤皮下出血点、口腔黏膜出血以及大便或小便带血、眼底出血等情况发生，若出现以上情况，应引起重视，建议立即就诊。同时，在服用抗凝药时不可随意增加或减少剂量或停药，应坚持长期服药。另外，患者居家应用抗凝药期间应做好自我保护，平时刷牙尽量使用软毛牙刷，走路等日常活动时应谨防磕碰。

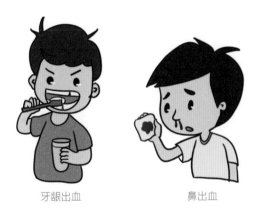

牙龈出血　　　　　　鼻出血

出血是服用抗凝药的常见不良反应

第五回

应该如何早期发现
静脉血栓

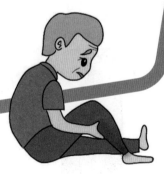

不知不觉中，护士小李已经把静脉血栓的形成原因、危害性和危险人群、危险因素等知识向病友们进行了详细介绍，还把三大预防方法——基本预防、机械预防和药物预防的妙招分享给了大家。

大家对护士小李赞不绝口。张大爷说："小李护士的讲解很全面，让我们长了很多知识，真棒！从现在开始，我们大伙儿就要注意预防，防止静脉血栓卷土重来！"

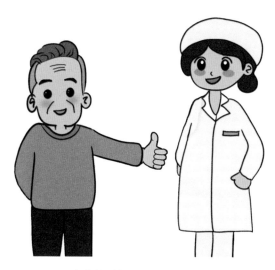

张大爷对护士小李赞不绝口

护士小李："张大爷觉悟高，要带领大家一起预防！当然，还有很重要的一点要跟大家讲，虽然说'早预防'能让静脉血栓出现的概率下降五到六成，但如果真出现了静脉血栓，也要学会辨别，这就要求咱们得了解一下得了静脉血栓后会出现哪些表现，只有这样大家才能早发现，进而实现早诊断和早治疗，减少并发症、降低病死率、缩短住院时间，同时也减少了治疗费用，一举多得。"

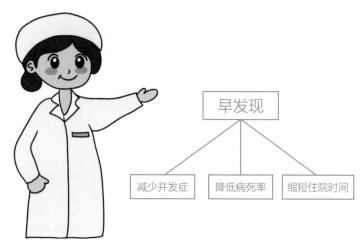

静脉血栓应该早发现

得了静脉血栓会出现哪些临床表现

　　静脉血栓主要发生在下肢，也就是腿上，叫作"下肢深静脉血栓形成"，经过前期护士小李的讲解，大家知道血栓不仅会出现在腿上，还会出现在全身各个部位，万一血栓脱落随着血液流动还有可能导致更加严重的肺栓塞。

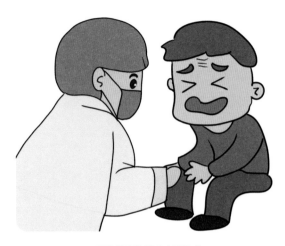

下肢深静脉血栓形成

● 下肢深静脉血栓形成

　　静脉血栓主要发生在下肢，以左侧下肢多见，发生率为右侧下肢的 2～3 倍。为什么大部分静脉血栓发生在左腿呢？这就要从我们人体血管的解剖说起了。掌管我们腿部血液运行的大血管有髂总动脉和髂总静脉，分管右腿的叫右髂总动脉和右髂总静脉，分管左腿的叫左髂总动脉和左髂总静脉。其中，右髂总动脉天生就长在左髂总静脉上方，压着左髂总静脉，也就是骑跨在它身上。左髂总静脉迫于压力，管腔会被压扁、变小，左腿血流不畅，血流速度随之减慢，慢慢左腿就更容易出现静脉血栓。

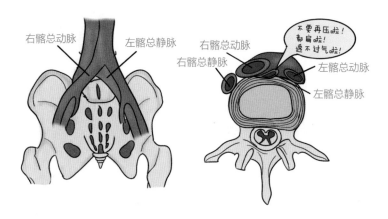

右髂总动脉和左髂总静脉的关系（局部）

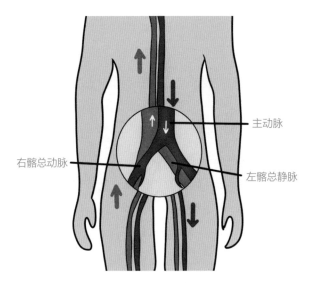

右髂总动脉骑跨在左髂总静脉上

根据发生部位和范围的不同，可以将下肢深静脉血栓形成分为 3 种类型。

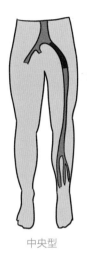 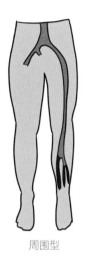 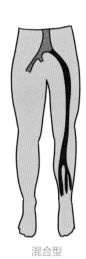

中央型   周围型   混合型

下肢深静脉血栓形成的 3 种类型

中央型　血栓主要发生在大腿根部，患者表现为整条腿肿胀、皮温升高。

周围型　血栓主要发生在小腿，患者表现为小腿疼痛和轻度肿胀、按压痛、行走后疼痛。

混合型　整条腿都有血栓形成，患者表现为整条腿肿胀、张力增高、颜色改变等。

下面简要介绍下肢深静脉血栓形成引发的主要表现。

肿胀　静脉血栓最喜欢在我们的腿部静脉出现，一步步把静脉管腔堵住，血液被慢慢围堵在静脉管腔内，无法回流到心脏，越积越多，从而出现了腿肿的现象。

有的患者腿肿不太明显，而有的就非常明显，这和静脉血栓出现的部位以及静脉管腔被堵塞的范围和程度有关。如

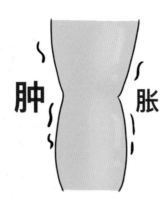

静脉血栓引起的腿部肿胀

果血栓出现在肌肉和皮肤间的浅静脉，或者是单纯盘踞在小腿肚，腿肿现象一般不明显。当血栓出现在大腿根部静脉或者腿部肌肉下的深静脉时，肿胀就会相当明显，不过这种肿胀是非凹陷性水肿，这和心力衰竭患者出现的腿部凹陷性水肿不同。凹陷性水肿就是手指按压后会出现一个凹陷，需要一些时间才能恢复到按压之前的样子。

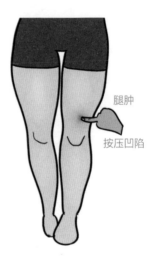

腿肿
按压凹陷

凹陷性水肿

　　更严重时，患者的腿部皮肤还会出现颜色改变，腿部皮肤变青紫被称为"股青肿"，主要是患病肢体的静脉淤血，常伴有剧烈疼痛、皮肤变亮。腿部皮肤变白被称为"股白肿"，是腿部因静脉血栓的出现、压迫而导致动脉痉挛，造成肢体供血不足，常伴有腿部高度肿胀。通常，通过测量两条腿的腿围可以帮助判断腿肿的程度。

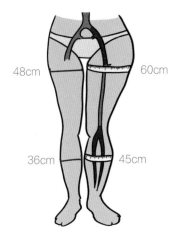

可以通过测量两条腿同一平面的
粗细判断腿部肿胀程度

补充一个小知识，为什么叫"股青肿"和"股白肿"呢？这里有两层含义，第一层含义是中医把腿部的静脉血栓称为"股肿"；第二层含义是西医的"股"是"大腿"的意思，再结合腿部皮肤的颜色改变，故称为"股青肿"和"股白肿"。

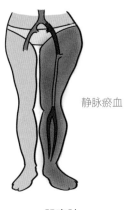

静脉瘀血

股青肿

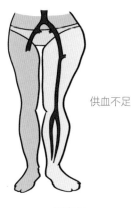

供血不足

股白肿

疼痛　疼痛是由于静脉血栓把静脉管腔堵住后刺激了血管壁上掌管疼痛的感受器所致。疼痛一般是连续性的，活动后会更严重，休息和抬高腿部后会好转。疼痛的程度和血栓的范围及患者对于疼痛的耐受程度有关。一般来说，血栓范围越大，疼痛就越严重。

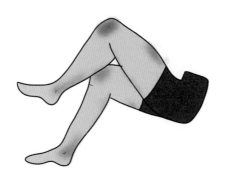

静脉血栓引起腿痛

血栓后综合征　静脉血栓形成后如不规范治疗，后期可能发生血栓后综合征，一开始感觉是腿部酸胀，然后脚踝处皮肤颜色越来越深，局部还有瘙痒感，使人忍不住抓挠。如果一不小心把皮肤抓破，破口会越来越大，反反复复总不见长好，隔两三天得去换药，来回折腾让人苦不堪言。

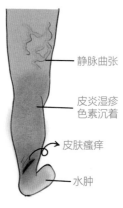

静脉曲张

皮炎湿疹
色素沉着

皮肤瘙痒

水肿

血栓后综合征

换药

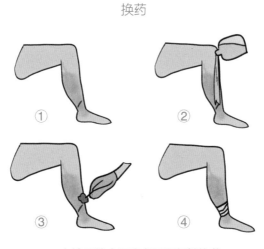

血栓后综合征患者需要频繁换药

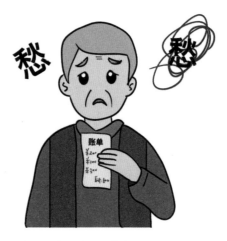

血栓后综合征给患者带来的经济压力

● 上肢静脉血栓形成

　　上肢深静脉血栓并不是最常见的，主要累及锁骨下静脉、腋静脉与肱静脉。

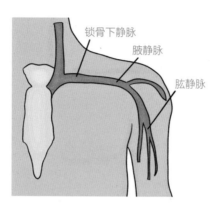

锁骨下静脉、腋静脉与肱静脉的关系

　　上肢深静脉血栓形成有哪些表现　上肢肿胀、疼痛、皮肤青紫和浅静脉曲张是四大表现。上肢肿胀是最早出现的表现，疼痛可与肿胀同时出现，或者仅表现为酸胀，活动上肢时症状加剧。

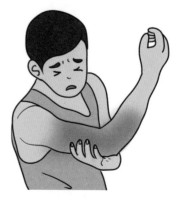

上肢深静脉血栓形成

原发性病因　因上肢的体位改变或强力活动，造成血管受压，可伴有或无解剖异常所致的胸廓出口综合征，如部分患者因为解剖结构的影响，当上肢做强有力的活动，如游泳、攀登等，均可使锁骨下静脉遭受反复损伤而使内膜增厚，最终导致血栓形成。

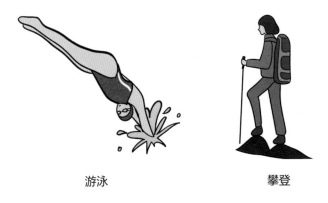

游泳　　　　　　　　　攀登

继发性病因　如长期留置静脉输液管道，如经皮穿刺中心静脉置管（PICC）；心力衰竭、妊娠、凝血和纤溶功能障碍等情况。

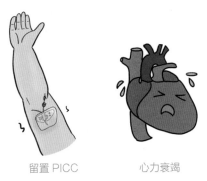

留置 PICC　　　　心力衰竭

上肢深静脉血栓形成的继发性病因

● 肺栓塞

　　腿部静脉内血栓有的很活跃，会随着血液一起流动，当血液流回心脏时，血栓也到达心脏，继续跟着血液进入肺部血管。肺血管就像一棵茂密的大树，有无数分支，粗粗细细，像树枝一样。当较小的血栓卡进较细的"树枝"里，由于被堵住的分支较细，可能没有任何症状；但当大的血栓堵住"大树"上较粗的"树枝"，也就是肺动脉主干血栓形成时，就会立即阻碍肺部的气体交换，引发肺栓塞及一系列身体表现。

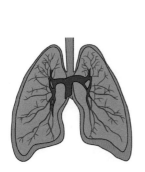

肺动脉主干血栓形成

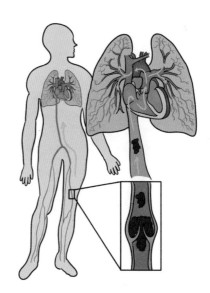

肺栓塞

　　肺栓塞非常常见，较早出现的表现是胸闷、气短、呼吸困难。轻者多半只是在活动后出现胸闷、咳嗽、呼吸变快；严重者会出现明显的呼吸困难，有时还会出现刀割样胸痛，甚至咳出大量血液。

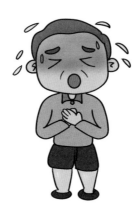

呼吸困难

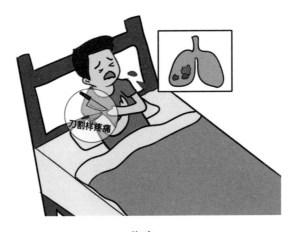

刀割样疼痛

胸痛

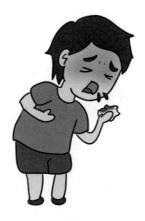

咯血

呼吸困难、胸痛、咯血通常相伴出现于肺栓塞患者，医学上称为"肺梗死三联征"，一旦出现，说明患者的情况已经非常危急，如果肺栓塞发生在医院，可以马上进行抢救。

● 内脏静脉血栓形成

门静脉血栓形成　就是连接肝脏的门静脉血管内长了血栓。急性期会有腹痛、恶心、呕吐、胃肠道出血、发热、败血证等情况出现。慢性期会引起门静脉高压，出现食管 - 胃底静脉曲张、胃肠出血、门静脉高压性胃病、腹腔积液、脾大并全血细胞减少等。

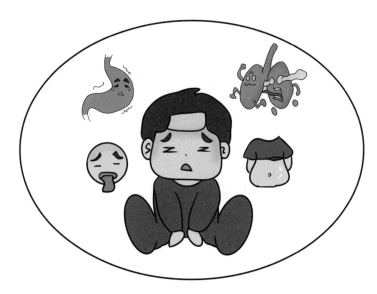

门静脉血栓形成

　　肠系膜静脉血栓形成　就是肠系膜的静脉中出现了血栓。最早出现的表现是腹痛，然后出现便秘或腹泻。随着血栓蔓延扩大，静脉血液回流进一步受阻，可能突发剧烈腹痛、持续性呕吐。

　　脾静脉血栓形成　就是连接脾脏的静脉长了血栓。脾脏会变大，脾区疼痛或者发热，严重者会呕血或便血。

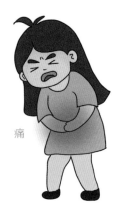

肠系膜静脉血栓形成

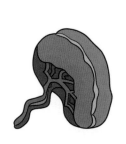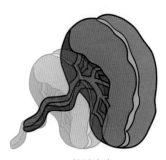

脾脏区域疼痛   脾脏变大

脾静脉血栓形成

肾静脉血栓形成　就是连接肾脏的静脉长了血栓。主要表现为腰肋或腹部疼痛，有时剧烈，可伴恶心、呕吐、肾小球功能异常，偶尔引起急性肾损伤，病变侧肾增大，肉眼血尿，可出现蛋白尿或原有蛋白尿加重等。

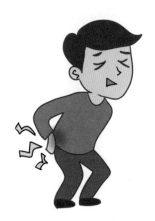

肾静脉血栓形成

可以采用哪些检查方法发现静脉血栓

● D-二聚体

D-二聚体是一种血液检验指标。当血栓出现时，血液中会同时大量出现一种名叫纤维蛋白的物质，它会帮助血栓形成、扩大。纤维蛋白被多次分解后，就会产生 D-二聚体。所以，当血液中 D-二聚体水平急剧升高时，通常说明可能已经存在静脉血栓了，它的浓度对疾病的诊断、治疗效果评估等具有重要的指导意义。

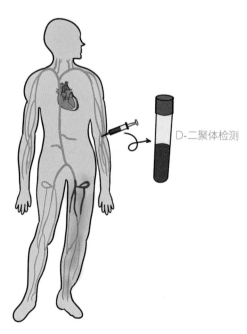

D-二聚体检测

抽血进行 D-二聚体检测

● 静脉造影

　　身体一旦出现静脉血栓的疑似表现后，建议及时去医院就医，医生会开具一些检查以帮助确诊。除了一些常规的血液检查、B 超、CT 外，最精准的就是静脉造影，是诊断的"金标准"。静脉造影就是配合使用可以帮助静脉显影的药液（对比剂）进行连续动态的静脉血管拍摄。

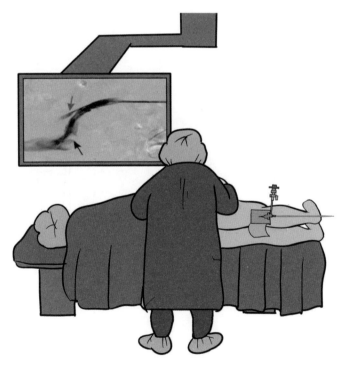

静脉造影

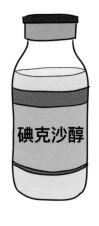
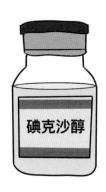

对比剂

　　静脉造影的检查过程　在患者
大腿根的股静脉上打个芝麻大小的
洞，把一根类似钢丝粗细的空心导
丝放入静脉内，往里面注入对比剂，
之后医生就可以清楚地看到静脉内
有无血栓的存在、血栓的范围，以
指导后续的治疗。拔除导管后，原
来打洞的地方用无菌纱布加压包扎
即可。

　　听完护士小李详细描述了静脉
血栓形成后的表现，大家都明白了。
张大爷说："这下我可全明白了！"
说着说着，他还脱口而出了一首关
于静脉血栓的打油诗。

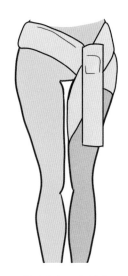

无菌纱布加压包扎伤口

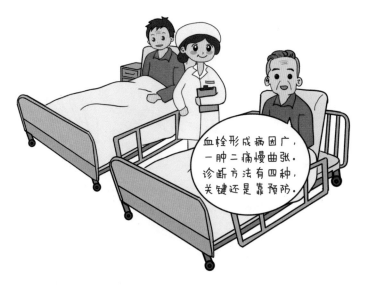

张大爷脱口而出的静脉血栓防治打油诗

血栓形成病因广，

一肿二痛慢曲张。

诊断方法有四种，

关键还是靠预防。

　　听完张大爷的打油诗，大家纷纷鼓掌叫好。一旁得了静脉血栓的孙大哥却说："再预防也来不及了，我们都中了血栓的招。"护士小李连忙安慰道："来得及，来得及！现在虽然得了静脉血栓，只要我们积极配合医护人员进行正规治疗，还是可以顺利康复的。康复后，我们仍然要在日常生活中预防血栓的复发，这些知识都用得上。"

　　得了静脉血栓究竟应该怎么办？请看下回分解。

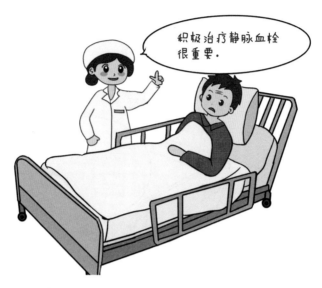

护士小李向孙大哥强调积极治疗静脉血栓的重要性

第六回

应该如何治疗静脉血栓

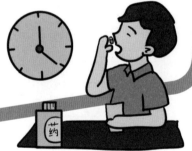

　　血管外科病房里，正当大伙儿讨论预防静脉血栓的方法时，王阿姨提出了疑问："小李护士，你说咱们在医院得了血栓，就直接转科过来了，要是在家里得了血栓，该怎么办啊？"

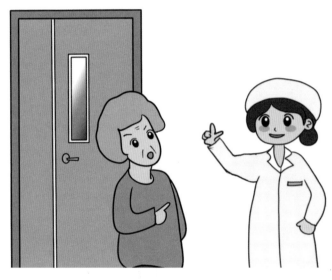

王阿姨的疑惑

　　护士小李："如果是在家长期卧床的患者，一侧肢体突然肿起来，同时伴有疼痛，要考虑深静脉血栓形成的可能性。得了这种疾病，需要积极治疗，否则如果血栓从腿部静脉到达肺动脉，就会发生危及生命的肺栓塞！据报道，全球平均每16秒就有一人新发静脉血栓，对他们来说最重要的是做好后续的应急处理并及时前往医院就医。"

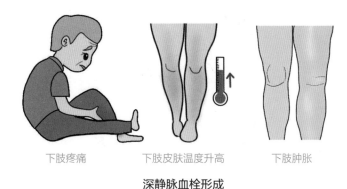

下肢疼痛   下肢皮肤温度升高   下肢肿胀

深静脉血栓形成

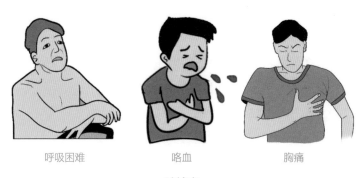

呼吸困难   咯血   胸痛

肺栓塞

停止活动

上文中已经详细讲解了静脉血栓的表现，发现这些症状后首先不能随意走动，应立刻躺在床上停止活动。血栓刚形成时很不稳定、很容易脱落，脱落的血栓会随着血液流动到肺血管，引起肺血管堵塞，危及生命。

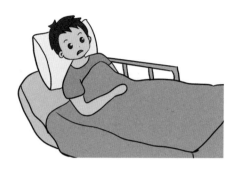

发生静脉血栓后应立即停止活动

即刻就医

　　建议即刻由家属陪同坐轮椅或拨打 120 急救电话乘救护车前往医院寻求血管外科医生的帮助，积极配合医护人员完善相关检查，医护人员会根据患者的具体情况进行专业治疗。如果在家中已经出现胸闷、气促，甚至晕厥的表现，可能已经有肺血管堵塞的问题，应立即拨打 120 急救电话，之后患者应平卧，在家等待救护车的到来。

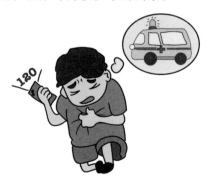

发生静脉血栓后即刻就医

接受治疗

静脉血栓的主要治疗方法是抗凝、溶栓，同时辅以压力治疗。

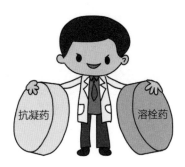

抗凝、溶栓治疗

● 什么是抗凝、溶栓治疗

抗凝治疗　是运用抗凝药防止已形成的血栓继续在血管里沿着血管壁蔓延或扩大，包括口服和皮下注射抗凝药。

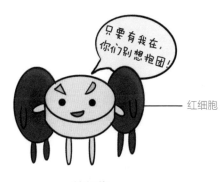

只要有我在，你们别想抱团！

红细胞

抗凝药

溶栓治疗 是通过溶栓药把血管里已经形成的血栓溶解或裂解，使被堵塞的血管重新畅通起来。

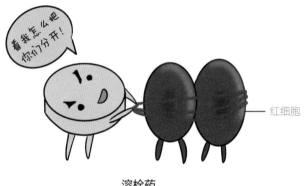

溶栓药

溶栓治疗需要将溶栓药输送到血栓处，因此患者需要进入介入导管室，由医生把导管置入血栓所在的位置，并通过机器持续而稳定地将溶栓药输送到血栓处，将其溶解或裂解。

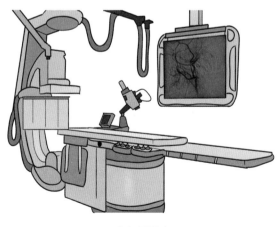

介入导管室

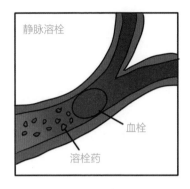 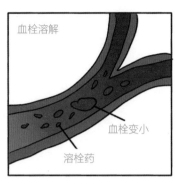

溶栓药的溶栓作用

● 被溶解或裂解的血栓会到哪里去

　　溶栓治疗期间，被溶解的血栓形状不一、大小不等，可以顺着血流的方向到达肺血管。为避免下肢静脉中溶解出来的较大血栓堵塞肺部血管，需要通过置入下腔静脉滤器（又称"滤网"）进行拦截，预防"粗的树枝"被血栓堵住，影响我们的呼吸。

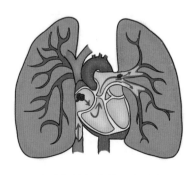

血栓顺着血流进入肺动脉

　　下腔静脉滤器置入术是静脉血栓抗凝溶栓治疗中防止肺栓塞的重要措施。这种手术需要到前面提到的介入导管室进行。下腔静脉滤器就像一张"网"，可以放在腹部下腔静脉内，一般可以把直径为 3mm 以上的血栓都拦截住，再加上之前提到的抗凝治疗，可以有效地防止肺血管内大的分支发生堵塞。

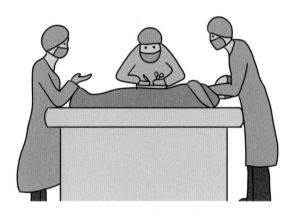

下腔静脉滤器置入术

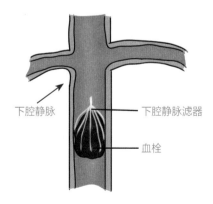

下腔静脉滤器就像一张"网"

● 如何应用抗凝、溶栓药

抗凝药的给药途径包括口服、皮下注射和直接静脉注射，溶栓药可经导管直接注射到病变的血管。对于口服抗凝药，护士会根据医生的医嘱在特定时间点发药；对于皮下注射的抗凝药，护士会根据医嘱为患者注射。需要静脉注射的抗凝药和经导管直接注射到静脉血栓部位的溶栓药，往往会使用特殊的精密给药仪器——注射泵给药。

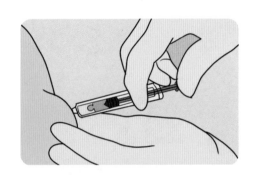

皮下注射抗凝药

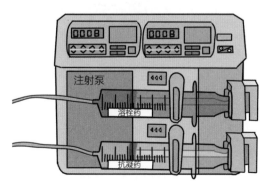

注射泵给药

● 抗凝药、溶栓药有不良反应吗

　　在使用抗凝药、溶栓药过程中可能遇到的主要问题是出
血，如注射处出血或瘀青、手术部位穿刺点出血、全身皮肤
出血点和瘀斑、眼结膜充血、鼻出血、牙龈出血、血尿、黑
便甚至脑出血（表现为患者意识不清、口角歪斜、无法言
语、肢体活动异常）。

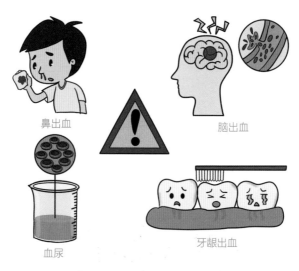

使用抗凝药、溶栓药带来的不良反应——出血

● 应该如何预防抗凝药、溶栓药引起的出血

　　患者应按照医护人员的指导，尽量不揉搓眼睛、不抠
鼻、使用温水和软毛牙刷刷牙；手术后根据医护人员的指导

做好肢体的制动。医护人员会重点观察患者的神志、意识和大小便情况，如果患者小便发红、大便发黑，提示出现了泌尿系统和消化道出血，一定要给予重视，及时告知医护人员。如果这些情况发生在回家后，患者一定要尽快到医院就诊。如果患者在家出现面瘫、口角歪斜、肢体无力、言语不清，甚至意识不清，家人一定要及时拨打 120 急救电话，以防脑卒中的发生。医学界将"面瘫、口角歪斜、肢体无力、言语不清和及时拨打 120 急救电话"统称为"FAST"口诀。

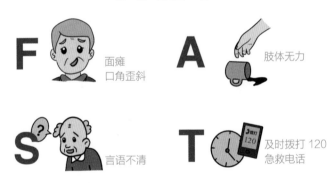

脑卒中"FAST"口诀

● 静脉血栓形成后的压力治疗

发生静脉血栓后可以进行腿部压力治疗，以减轻症状，预防血栓后综合征的发生。最常见的压力治疗方法是穿弹力袜。这里说的"弹力袜"和上文提到的抗血栓袜不完全是一回事。弹力袜有 4 个压力等级，抗血栓袜只是压力一级的弹力袜，发生血栓后医生会建议患者改穿长筒压力二级的弹力袜，提高压力等级，对疾病起到一定的辅助治疗作用。当然，弹力袜的穿着方法、穿着期间的注意事项和抗血栓袜是一样的。

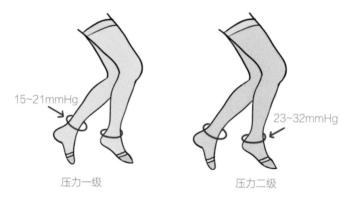

15~21mmHg

23~32mmHg

压力一级

压力二级

发生静脉血栓后要穿压力二级的弹力袜

出院后的注意事项

● 遵医嘱按时服药

患者术后甚至出院时，肢体可能还是有一些肿胀，这是正常情况，应按照医嘱正确服用抗凝药，避免漏服、误服，医护人员会根据抗凝药的种类监测相关血液指标，以帮助准确判断抗凝药的作用，及时调整药物。

服用华法林的患者应遵医嘱定期检测 INR，尽量使其控

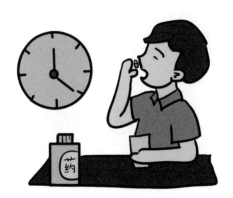

按时服药

制在 2.0～3.0 范围内，过低或过高时均应及时就医。要避免部分食物和药物对血液中华法林浓度的影响。同时，要注意观察前述提到的出血并发症。

● 加强术后肢体活动

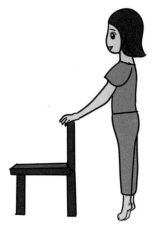

早期行走、做腓肠肌伸缩运动可以帮助下肢血液回流，减轻腿部肿胀，预防血栓复发。回家后可以做以下动作。

站立时，可以手扶固定物体，如走廊扶手、高低合适的桌椅等，做踮脚尖动作。

平躺时，可以做足背屈伸运动（踝泵运动）。

踮脚尖动作

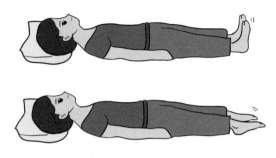

做足背屈伸运动（踝泵运动）

坐位时，可以做脚趾和小腿运动。

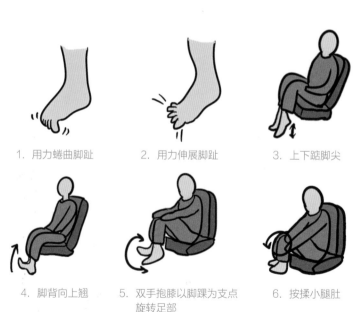

1. 用力蜷曲脚趾   2. 用力伸展脚趾   3. 上下踮脚尖

4. 脚背向上翘   5. 双手抱膝以脚踝为支点   6. 按揉小腿肚
                          旋转足部

做脚趾和小腿运动

● 规范使用弹力袜

　　出院前，医护人员会叮嘱患者回家后继续穿弹力袜（压力二级），穿着期间注意保持袜身平整以及压力均匀（具体方法可参考 64 页图）。患者在穿着期间有任何不适，如皮肤瘙痒、肢体疼痛，甚至胸闷、胸痛等应及时就诊。

● 预防复发，及时复诊

　　各种导致静脉血栓的原因都有可能导致血栓复发，在做好上述措施的情况下，仍应经常观察自身是否有静脉血栓的表现，并定期复查腿部 B 超。一旦肢体出现疼痛、肿胀、皮肤温度或颜色改变，应及时就医。

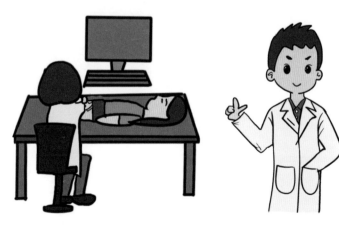

定期复查腿部 B 超　　　　　　　出现不适及时就医

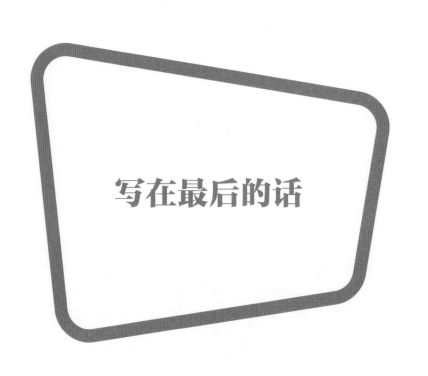

写在最后的话

　　虽然生活中静脉血栓无处不在，但是只要我们正确认识血栓、重视血栓预防、规范实施血栓预防措施，即便是静脉血栓的高危人群也不用害怕，因为静脉血栓形成是完全可以避免的。

　　本书主人公张大爷虽然得了血栓，但是经过医护人员的悉心治疗和精心护理，终于康复出院啦。张大爷全面掌握了防治静脉血栓的知识，回家后不仅按照医护人员的叮嘱坚持服用抗凝药、穿上弹力袜，而且还戒掉了久坐不动打麻将的不良习惯，现在他已经成为小区静脉血栓预防的义务宣讲员，一有时间就和邻居、朋友宣传静脉血栓预防的知识。

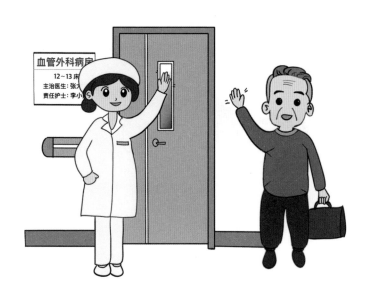

张大爷康复出院啦

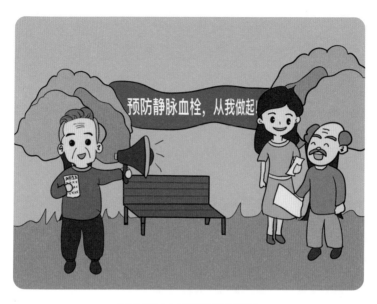

张大爷在小区做义务宣讲员